なるべく歯を削らないで治す
コンポジットレジン修復

田代 浩史 著

医歯薬出版株式会社

CONTENTS

❶ コンポジットレジンとは？ ……………… 4

特徴1　どこを治療したのか見分けがつかない自然な治療跡 ……………… 6
特徴2　健康な歯をほとんど削らず歯質への接着力で形態を回復 ……………… 8
特徴3　強い接着力で歯の神経を保護 ……………… 10
特徴4　治療は基本的に1日で完結 ……………… 12
特徴5　メインテナンスで長期的に維持可能 ……………… 14

❷ 歯に強く接着する・美しく形態回復する Made in Japanテクノロジー ……………… 16

❸ どんな治療に使えるの？ ……………… 18

場面1　むし歯治療のときに… ……………… 18
場面2　歯が折れたときに… ……………… 20
場面3　歯の色・形をきれいにするときに… ……………… 22
場面4　歯と歯の隙間を埋めるときに… ……………… 24
コラム　保険診療と自費診療 ……………… 26

❹ 新しい治療方法として ……………… 28

場面1　「入れ歯」治療の代わりに… ……………… 28
場面2　「インプラント」治療の代わりに… ……………… 30
場面3　「クラウン・ブリッジ」治療の代わりに… ……………… 32

❺ どのくらいの期間使えるの？ ……………… 34

メインテナンスの重要性 ……………… 34
耐用期間と注意事項 ……………… 36

あとがき ……………… 38

まえがき

　皆さんは，日本の歯科医療の進歩を実感したことがありますか？

　昔から歯科医院で治療を受けることを，「楽しいこと」や「気持ちの良いこと」と感じている方は少ないでしょう．しかし，最近では奥歯のむし歯も早い段階で治療すれば，ほとんど痛くなく見た目にもきれいに修復することができます．また，折れたり，見た目に問題のある前歯を，あまり歯を削らずに美しく修復することも可能になってきています．

　日本の歯科治療では，「コンポジットレジン」という最新の修復材料を有効に活用することで，患者さんにとってストレスの少ない治療方法を選択することができる時代が，すでにきています．本書中の症例から，皆さんの口腔内の問題点に近い状況を探してみてください．「コンポジットレジン修復」が皆さんの問題解決の手段として，役に立つ場面があるかもしれません．

2018年4月
田代 浩史

❶ コンポジットレジンとは？

　コンポジットレジンとは，歯科治療で使われる「歯に詰める」ための材料で，とても強く歯に接着して，自然な歯の色に近い状態にする治療が可能です．一般的には，むし歯になってしまったときの早い段階（初期治療）に使用されることが多く，前歯のむし歯を美しく修復できるだけではなく，最近は奥歯のむし歯でも銀歯に代わる材料として活用される機会が増えています．

　「コンポジット」とは「混合の」という意味の言葉で，コンポジットレジンは光を当てると硬化する合成樹脂（レジン）と，ガラス・セラミックなどの鉱物を細かく砕いた粉末（フィラー）とを混合して作られています．このフィラーと呼ばれるガラス・セラミックスの形や配合具合により，強度や表面のツヤなどが異なり，治療に使用する部分によって使い分けられています．

　コンポジットレジン修復で大切なことは，歯と強く接着して一体化することであり，そのために専用の接着材を使用します．この接着材の分野では，高い技術力をもった日本ブランドの接着材料が世界中で評価され，日本国内での診療でも広く活用されています．

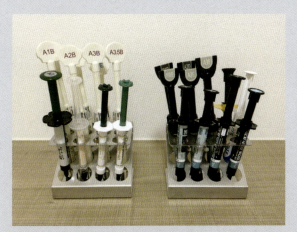

さまざまな種類のコンポジットレジン

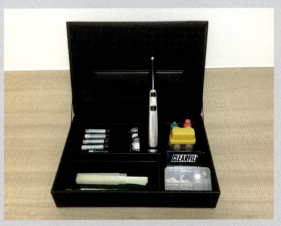

コンポジットレジン修復で使用する器材

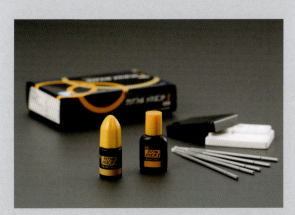

コンポジットレジンを歯に接着させるための接着材（日本ブランド）

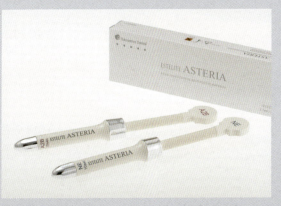

歯に詰めるコンポジットレジン（日本ブランド）．さまざまな色調が揃う

特徴1 どこを治療したのか見分けがつかない自然な治療跡

　日本の歯科治療では，古くから銀色の金属修復材料が使われ，現在でも奥歯のむし歯に対する治療方法として，広く一般的に使用されています．「銀歯」は，日本の優れた保険制度のなかで認められた，奥歯のむし歯治療の中心であることは間違いありません．しかし，銀色の詰め物は自然な歯の色と違いますので，積極的に銀歯を希望する患者さんは少なくなっていると思います．

　コンポジットレジンによる治療の最大の特徴は，その治療跡の自然な仕上がりです．歯と接着により一体化して，詰め物と歯との境界線は判別が困難です．歯に詰めるコンポジットレジンにはさまざまな色が揃い，人それぞれの歯の色に合わせた修復が可能です．

　[症例1][症例2]はともに，患者さんが歯の色を自然にしたいという審美的な問題解決のため，金属の材料を撤去し，むし歯の除去を行い，コンポジットレジンによる審美的な再修復が行われています．

❶ コンポジットレジンとは？

[症例1]

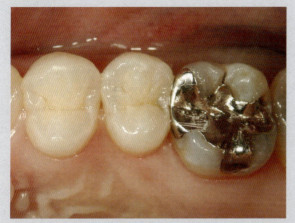

治療前．上の奥歯の銀歯が気になるとのこと

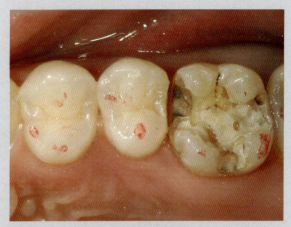

銀歯を外した状態

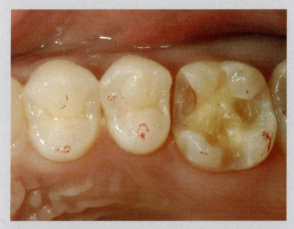

むし歯部分を除いた状態

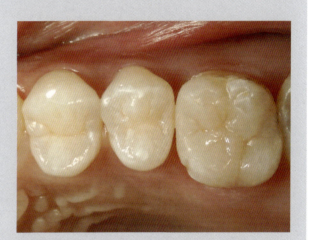

治療後

[症例2]

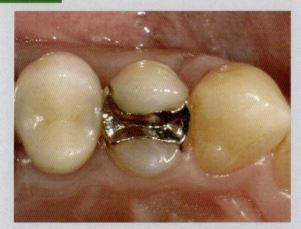

治療前．上の奥歯の銀歯が気になるとのこと

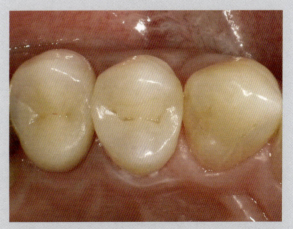

治療後

特徴2　健康な歯をほとんど削らず歯質への接着力で形態を回復

　これまでの歯科治療で使用されてきた金属やセラミックスなどの修復材料は，それ単独で歯と接着して一体化することはなく，歯の形を削って歯科用セメントで嵌め込むようにして修復が行われてきました．現在でも大きな修復が必要な際には，このような方法が採られます．しかしながら比較的小さな修復では，歯をあまり削らずに接着させるコンポジットレジン修復が第一選択となっています．

　最近では，コンポジットレジンと歯との接着力の高さが信頼できるレベルに向上し，むし歯治療以外にも「折れた歯の修復」や「歯の色・形をきれいにする修復」などに応用される機会が増えています．

　［症例1］では，転んで前歯を強打し，歯が折れてしまった部分に対して，コンポジットレジン修復が行われました．折れた歯の断面にはむし歯がありませんので，歯を削ることなく近い色のコンポジットレジンを接着して，前歯の形態が回復されました．［症例2］では，前歯にある小さな隙間をコンポジットレジンにより埋め，歯を削らずに修復して，短時間で自然で美しい歯ならびになりました．

❶ コンポジットレジンとは？

[症例 1]

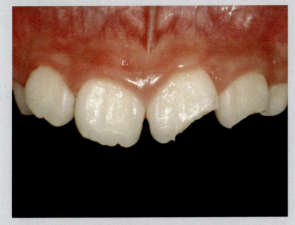
治療前．転倒による打撲で前歯が折れた状態

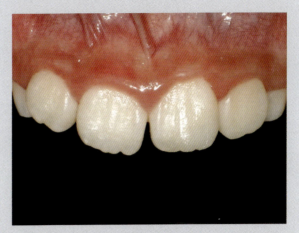
治療後

[症例 2]

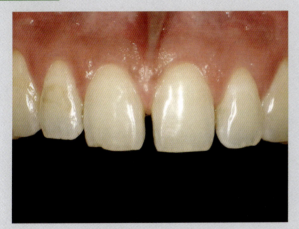
治療前．上の前歯の間に隙間がある状態

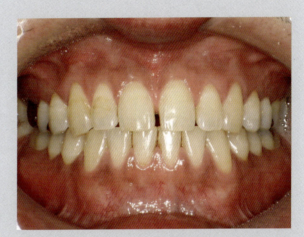
治療前（全体）

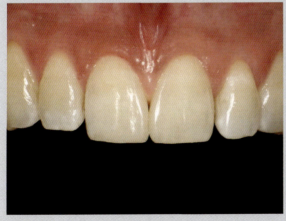
治療後

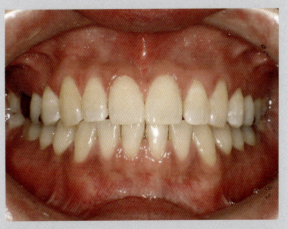
治療後（全体）

特徴3　強い接着力で歯の神経を保護

　歯の構造は図1に示すように，外側に「エナメル質」，内側に「象牙質」，さらにその内部には「歯の神経」が存在する部分があります．

　[症例1]のようにむし歯治療で歯を深くまで削る必要がある場合や，[症例2]のように大きく破折した歯では，外側のエナメル質や象牙質の一部が失われ，歯の神経に刺激が伝わりやすくなるため，痛みを感じることになります．特に金属の材料は熱や電気が伝わりやすく，治療後にも痛みの原因となる刺激を伝えてしまう場合があります．

　一方で，コンポジットレジンは熱や電気が伝わりにくく，歯の内側の象牙質と強く接着して歯の神経を保護するため，治療後の痛みを感じるリスクが大きく軽減されます．さらに治療後はこの接着力により，むし歯再発の原因となる歯とコンポジットレジンとの隙間への細菌侵入の可能性を低く抑えることも可能です．

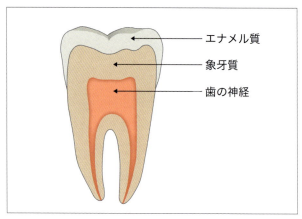

図1

❶ コンポジットレジンとは？

[症例1]

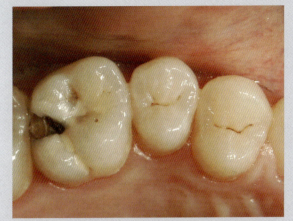

治療前．奥歯のむし歯で歯の一部が欠損した状態

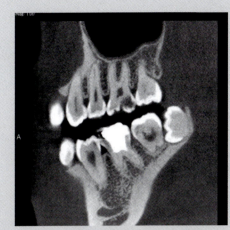

レントゲン写真でむし歯の深さを確認

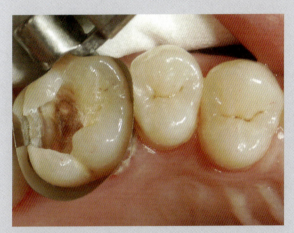

むし歯部分を除いた状態

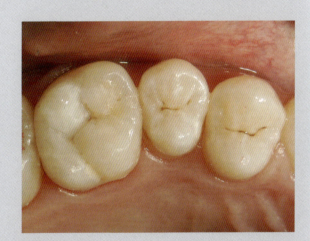

治療後

[症例2]

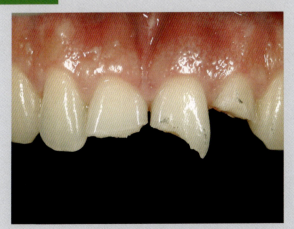

治療前．転倒による打撲で前歯が折れた状態

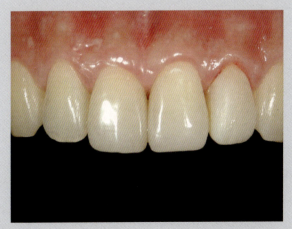

治療後

11

特徴4　治療は基本的に1日で完結

　コンポジットレジンは歯に接着させて成形し，専用の光照射器で光をあてて硬まらせます．硬まった後は形を整え，その直後から噛むことができる強さが得られるため，基本的には1日で治療を終えることも可能です．

　患者さんの都合により治療を短期間で終える必要がある場合や，治療に急を要する応急処置などの場面で，その特性が活かされます．［症例1］では，治療期間が限られている状況で，かつ歯をできるだけ削らない治療をすることを目的として，コンポジットレジンによる治療が行われました．また，［症例2］では，折れた前歯への緊急対応が求められる場面で，コンポジットレジン修復により歯の形の回復がその日に完了しています．

❶ コンポジットレジンとは？

[症例1]

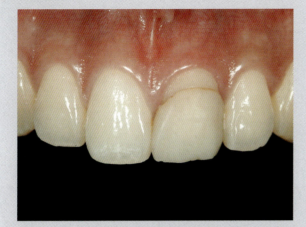
治療前．古い修復物の適合が悪い状態

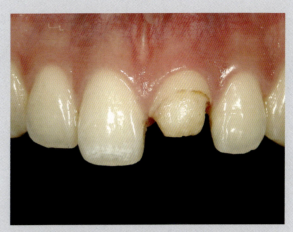
古い修復物を外した状態

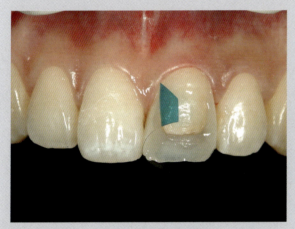
コンポジットレジンにより歯の形を回復

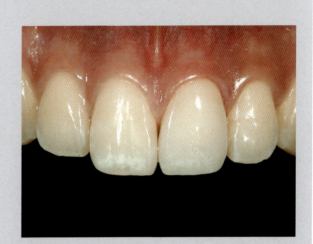
治療後

[症例2]

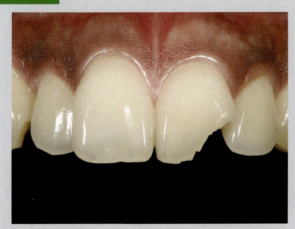
治療前．転倒による打撲で前歯が折れた状態

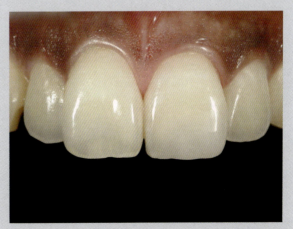
治療後

特徴5 メインテナンスで長期的に維持可能

　コンポジットレジン修復では，1日で治療が完了するからといって，一時的な仮の修復というわけではなく，定期的なメインテナンスを行うことで長い期間の維持ができるという特徴ももっています．

　コンポジットレジンと歯との接着に使用される材料の長期耐久性も研究機関により確認され，治療後についたコンポジットレジン表面の着色も，メインテナンスの際に丁寧に磨くことで治療直後に近いツヤが短時間で再現できます．修復した箇所のコンポジットレジンが欠けた場合にも，同じコンポジットレジン材料により補修するシステムが確立しており，さらに大きく直す状況となるリスクは，それほど大きくないと言えるでしょう．

　［症例1］では，前歯に行われたコンポジットレジンによるブリッジ修復が，患者さんと歯科医院とのメインテナンスへの協力関係により良好に経過し，約8年にわたって大きな問題なく良い状態で残っています．また，［症例2］では喫煙によって歯の表面に色が着きますが，短時間の再研磨によって定期的にきれいにできています．

❶ コンポジットレジンとは？

[症例 1]

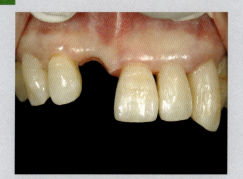

治療前．前歯が 1 本欠損している状態

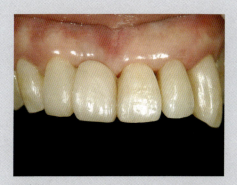

治療後

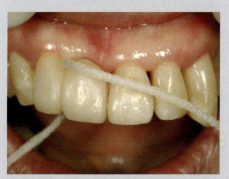

自宅での清掃方法を説明

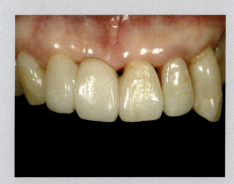

治療後 8 年

[症例 2]

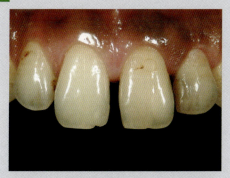

治療前．上の前歯の間に隙間がある状態

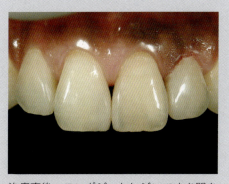

治療直後．コンポジットレジンですき間を埋めることができる

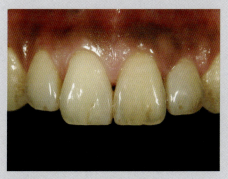

治療後 2 年．タバコによる着色

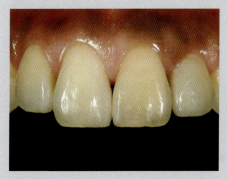

再研磨後

❷ 歯に強く接着する・美しく形態回復する Made in Japan テクノロジー

歯の「エナメル質」と「象牙質」とは一体化しており，この両者の結合強度は約50MPaという数値です．この値は，図1, 2に示すように，わずか1mm^{2}の面積で約5kgの重さを支えられるほどの強さです．すなわち，1cm^{2}だと約500kgの重さを支えられることになります．

コンポジットレジンが歯に接着する強さを実験室で測定すると，約70MPaという数値になります．この数値を実際のエナメル質と象牙質の結合強度（約50MPa）と比較すると，コンポジットレジン修復で使用される日本製の接着材の性能の高さがわかります．さまざまな理由（むし歯や折れるなど）でエナメル質が失われて象牙質が表に出てしまっても，コンポジットレジンにより修復して象牙質を保護し，人工的なエナメル質となって歯の形を回復する治療もできます．

また，コンポジットレジンはガラス・セラミックなどの鉱物を細かく砕いた粉末（フィラー）を主成分としています．このフィラーは図3, 4の顕微鏡写真に示すように，日本企業の高い技術力によってきわめて細かく均一な形態になっています．このような良質の材料を歯の表面に使用してコンポジットレジン修復が行われた場合には，きめが細かくなめらかな表面になります．

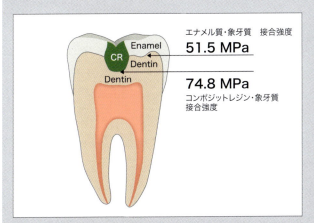

図1 コンポジットレジンが歯に接着する強さ

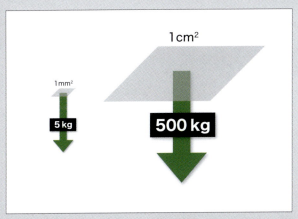

図2 コンポジットレジンと歯との接着する強さを示す数値の意味

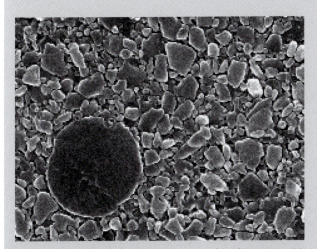

図3 「サブミクロンガラスフィラー」（マジェスティ ES フロー，クラレノリタケデンタル）．フィラーがすき間なく埋め込まれている様子

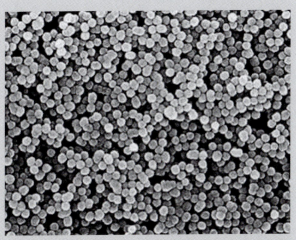

図4 「スープラナノ球状フィラー」（エステライトシリーズ，トクヤマデンタル）．フィラーの形が球状で均一な大きさに整えられている様子

❸ どんな治療に使えるの？

場面1　むし歯治療のときに…

　現在，早い段階での小さなむし歯に対する治療方法として，コンポジットレジン修復が選択される場合が多くなっています．ほかの方法と異なり，むし歯の部分だけを削って，コンポジットレジンを歯に接着させて埋めることができます．このため，健全な歯を余分に削る必要がなく，コンパクトなむし歯治療が短期間で可能です．

　[症例1]では，若い患者さんの小さなむし歯を，専用の検知液と器材とで丁寧に除き，接着材をつけたのち，コンポジットレジンを少量ずつ詰めて形を回復しています．むし歯の原因となる細菌が存在する部分だけを染色する特殊な検知液を使用することで，健全な部分と区別できます．また，むし歯の除去には小さなスプーン状の刃物を使用して少しずつ削っていくと，歯を削る際の痛みを小さく抑えることもできます．

[症例1]

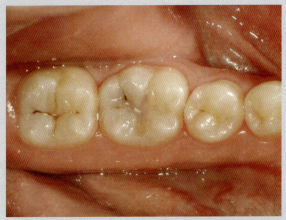

治療前．奥歯のむし歯で歯の溝に小さな穴が開いた状態

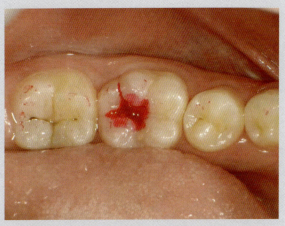

むし歯の原因となる細菌が存在する部分のみを，染色して区別

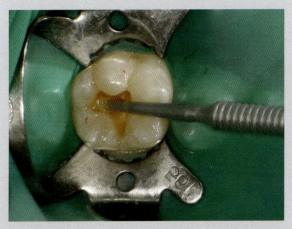

むし歯を除いた後，接着材を歯に塗る

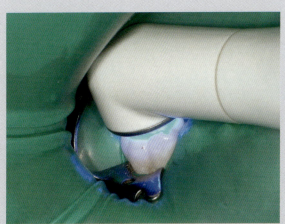

光を当てて接着材を硬める

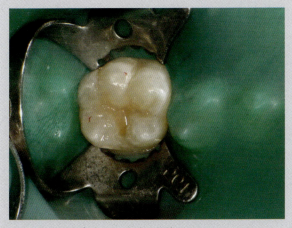

少しずつコンポジットレジンを詰める

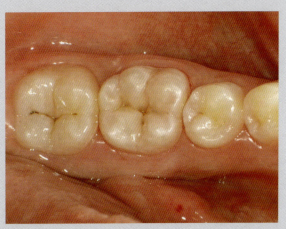

治療後

場面2 歯が折れたときに…

　転倒や衝突などのアクシデントで歯が折れてしまうことは，日常生活のなかで起こりうることであり，起こってしまったときには最初の歯科治療が折れた歯の寿命を左右します．現在，折れた歯の神経が残っている状況であれば，歯の形を回復する治療の第一選択はコンポジットレジン修復となっています．アクシデントによって折れた歯の場合にはむし歯がないことも多く，健全な歯を削ることなく修復が可能ですので，コンポジットレジン修復は有効な選択肢となります．

　[症例1]では高齢の男性が転倒により前歯が大きく欠けてしまいましたが，歯の動揺もなく，神経も残っている状況です．このような場合には，欠けた部分の形をコンポジットレジンによって再び作り，形や色を隣の歯の特徴に合わせて微調整することで，どこがコンポジットレジン修復でどこが元の歯なのか，わからないぐらいまで回復することも可能です．

[症例 1]

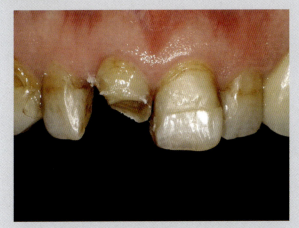

治療前．転倒による打撲で前歯が折れた状態

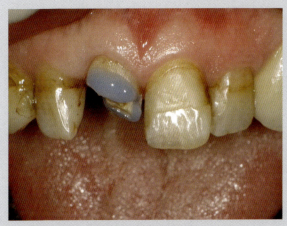

コンポジットレジン修復用の接着材を塗る

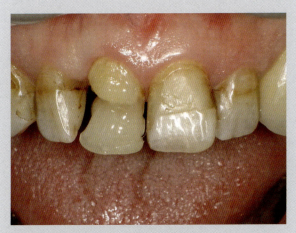

少しずつコンポジットレジンを詰める

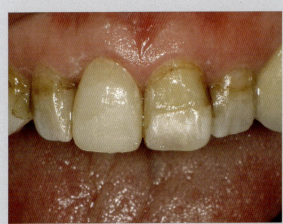

治療後

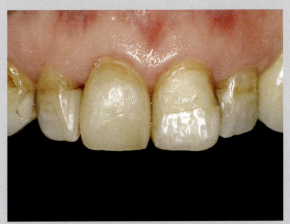

治療後 1 年

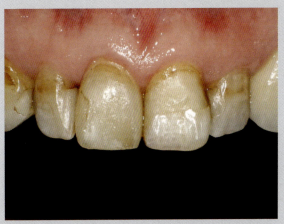

治療後 2 年

場面3　歯の色・形をきれいにするときに…

　歯の形や色に問題がある場合，これまでは歯を大きく削り，作製された「かぶせ物」を着けて改善する方法が一般的でした．しかしこの場合，かぶせ物を作製・装着するためには，そのために必要となる形に歯を整えるため，健全な歯を削る部分が多くなってしまいます．

　一方，このような状況でコンポジットレジン修復を活用した場合，歯の形や色を改善するために必要な部分のみ，最小限の範囲で歯を削り，コンポジットレジンを歯に接着させて形や色を改善することができます．コンポジットレジンは歯に直接詰めて形を整える方法なので，歯を大きく削る必要がないのがメリットです．

　[症例1] [症例2] はともに，患者さんのきれいにしたいという要望のため，変色してしまった古い修復材料を取り除き，最小限の範囲で健全な歯の形を整えて，コンポジットレジンによる再修復が行われています．

❸ どんな治療に使えるの？

[症例1]

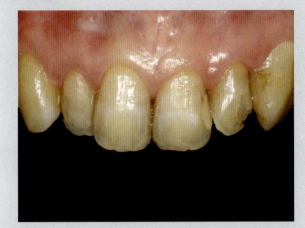
治療前．前歯全体が変色している状態

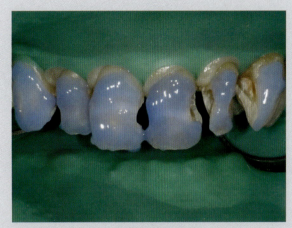
コンポジットレジン用の接着材を塗る

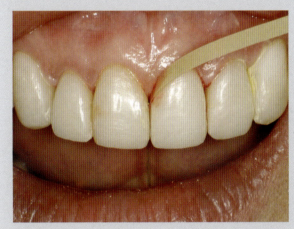
形を整えて磨く

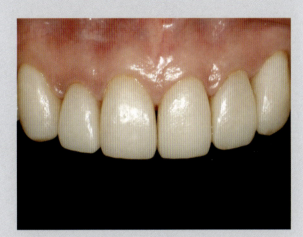
治療後

[症例2]

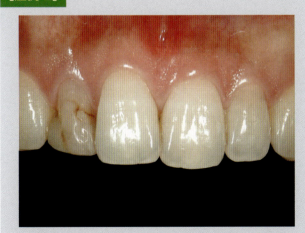
治療前．前歯が1本変色している状態

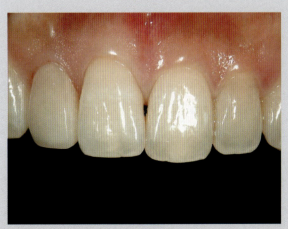
治療後

場面4　歯と歯の隙間を埋めるときに…

　前歯の間に隙間があり，これを直したいという患者さんは決して珍しくありません．こうした場合，従来は矯正治療により歯を移動させて隙間を閉じる方法か，または歯を削って「かぶせ物」を装着して改善する方法が一般的でした．このような矯正治療を選択した場合には治療期間が長くなり，また「かぶせ物」を選択した場合には健全な歯を削ることになります．

　しかし，このような状況でコンポジットレジン修復を活用した場合，健全な歯をほとんど削ることなく，少しのコンポジットレジンを歯の隙間に詰めて，効果的に歯ならびを改善することが可能です．最近は狭い隙間にも詰めやすいタイプのコンポジットレジンも登場し，小さな歯の修正が短時間で可能となり，この方法によって見た目が劇的に改善する場合もあります．

　[症例1][症例2]はともに，歯と歯の隙間を埋めるためにコンポジットレジンを活用し，患者さんの感じる問題点をきわめて短時間で，大きなストレスなく解決しています．

❸ どんな治療に使えるの？

[症例 1]

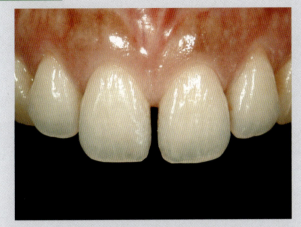

治療前．上の前歯の間に隙間がある状態

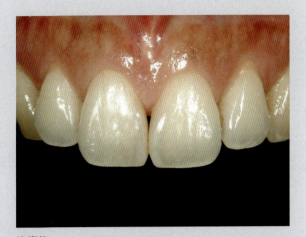

治療後

[症例 2]

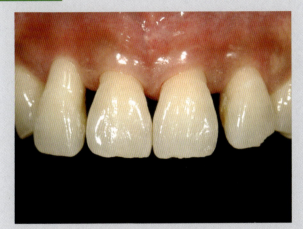

治療前．上の前歯の形に不調和がある状態

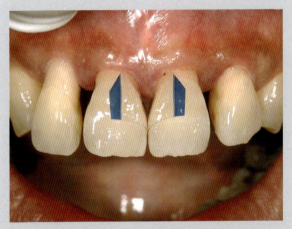

少しずつコンポジットレジンを詰める

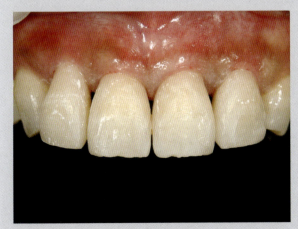

詰めたコンポジットレジンの形を修正

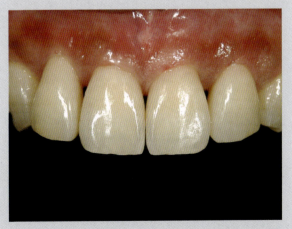

治療後

コラム　保険診療と自費診療

　コンポジットレジンを活用した修復治療では，その修復が必要な口の中の状況によって「保険診療」が可能な場面と，基本的に健康保険を使わない「自費診療」として対応する場面とがあります．

　奥歯の治療では，小規模なむし歯治療は基本的に保険診療の範囲でコンポジットレジン修復が行われる場合が多く，「銀歯」の状態をきれいに見せたいというような問題解決を含むコンポジットレジン修復は自費診療となる場合が多くなります．

　前歯の治療では，小規模なむし歯治療や折れてしまった歯へのコンポジットレジン修復は保険診療となる場合が多く，歯の色・形をきれいに修正したり，歯の隙間を埋めたりするような問題解決を含むコンポジットレジン修復は自費診療となる場合が多くなります．

　歯科医院によって「保険診療」と「自費診療」との境界線の設定には若干の違いがあるため，治療前に十分な確認をする必要があります．

【田代歯科医院での一例】

保険

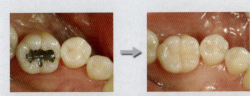

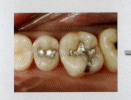 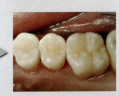

【咬む面】のみの銀歯（むし歯）→白い歯！

臼歯の治療

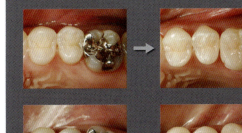

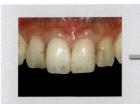 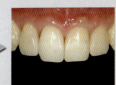

【隣の歯との間】を含む銀歯→白い歯！

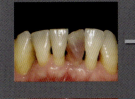 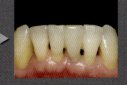

自費

保険

元々の自然な形・色を復元

変色した材料（むし歯）を修復する場合

前歯の治療

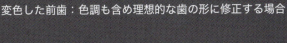

理想的な歯の形・色に修正

変色した前歯：色調も含め理想的な歯の形に修正する場合

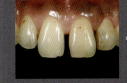 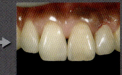

前歯の隙間：削らずに理想的な歯の形に修正する場合

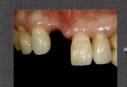 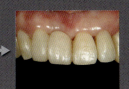

欠損した前歯：削らずに理想的な歯の形を構築する場合

自費

❹ 新しい治療方法として

場面1 「入れ歯」治療の代わりに…

　コンポジットレジンの歯に対する接着力が向上し，さらに強くなったことで，これまでは対応できなかった場面でもコンポジットレジン修復が行えるようになりました．

　[症例1]では，上下の前歯を1本ずつ失っており，長期間にわたって違和感の強い「入れ歯」を使用していました．特に上顎の入れ歯は前歯1本を補うだけのために大きな支えが必要となり，食事や会話の際に決して快適とは言えない状況でした．

　このような状況を解決するため，これまでの治療方法としては，両側の歯を削って「ブリッジ」を作製する方法か，骨の中に人工の歯根「インプラント」を埋め込む方法かを選択する必要がありました．しかし，「ブリッジ」では短期間で治療が終了する反面，隣の健全な歯を大量に削る必要があります．「インプラント」では隣の健全な歯を削る必要がない反面，手術が必要となり治療期間も長期化します．

　そこで，この症例ではコンポジットレジン修復を応用した「ダイレクトブリッジ修復」を選択し，隣の健全な歯を削らずに短期間で固定式の歯を回復することができました．

[症例1]

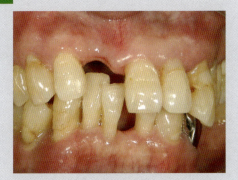
治療前

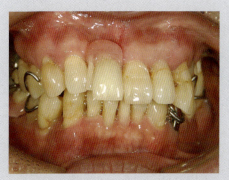
「入れ歯」装着時

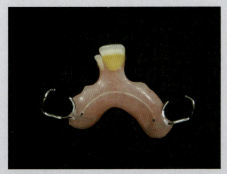
上の「入れ歯」

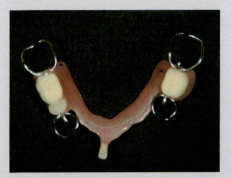
下の「入れ歯」

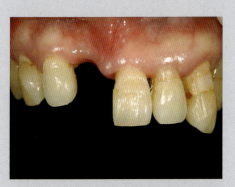
治療前．上の前歯が1本欠損している状態

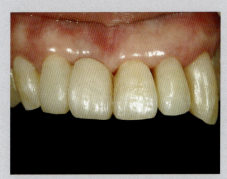
治療後

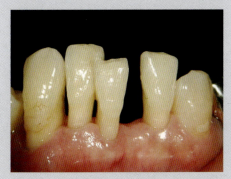
治療前．下の前歯が1本欠損している状態

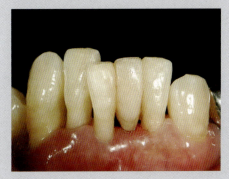
治療後

場面2 「インプラント」治療の代わりに…

　[症例1]では，上顎の前歯が1本なくなっていましたが，隣の健全な歯を削りたくないため「ブリッジ」はできず，骨の中に人工の歯根「インプラント」を埋め込む方法を選択しました．この症例では，インプラントを埋め込む場所の骨のコンディションが良く，安全に手術が行える状況でした．治療期間は約1年で比較的長期の治療となりましたが，隣の歯と付いていないために清掃が行いやすく，自然な雰囲気で固定式の歯を回復することができました．

　[症例2]では，[症例1]と同じよう部位で前歯が1本なくなってしまいましたが，骨の状態が悪く「インプラント」を埋め込む方法は困難な状況でした．時間を十分にかけて骨のコンディションの回復をまってインプラント治療を行うことも可能ですが，この症例では短期間で治せることを優先し，コンポジットレジン修復を応用した「ダイレクトブリッジ修復」を選択しました．

❹ 新しい治療方法として

[症例1]

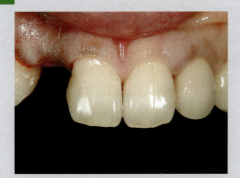
治療前．前歯が1本欠損している状態

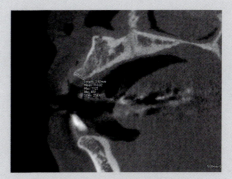
歯科用CT撮影．骨の状態が良好

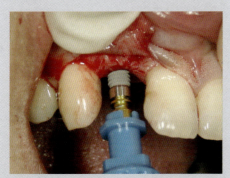
インプラントを埋め込む手術

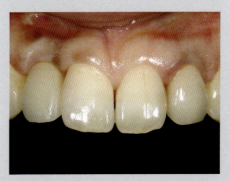
治療後

[症例2]

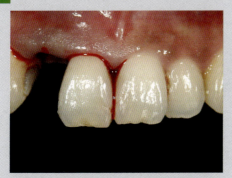
治療前．前歯が1本欠損している状態

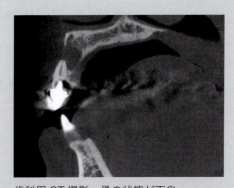
歯科用CT撮影．骨の状態が不良

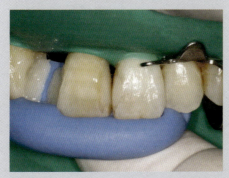
少しずつコンポジットレジンを詰める

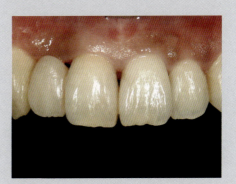
治療後

場面3 「クラウン・ブリッジ」治療の代わりに…

　[症例1]のように歯の形や色に問題がある場合，歯の形を削って型を取り，作製された「かぶせ物」を装着して改善する方法が一般的に選択されます．しかしこの場合，かぶせ物を作製・装着するためには，その作製段階で必要となる定型的な形に整えるため，健全な歯を削る範囲が多くなってしまいます．歯科技工士によって作製される「かぶせ物」は完成度も高く，美しい仕上がりが期待できますが，長期間経過すると歯肉との境目が徐々に変化していく可能性もあります．

　[症例2]では，[症例1]と同様に前歯に強い変色がありましたが，歯の内部から漂白材を使用したホワイトニングにより色を改善し，変色した古い材料を取り除いてコンポジットレジンにより再修復しました．ホワイトニング治療とコンポジットレジン修復とは，ともに歯をできるだけ残しながらきれいにする手段として，効果的に組み合わせることが可能です．

❹ 新しい治療方法として

[症例1]

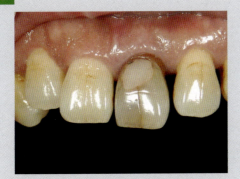
治療前．前歯が変色している状態

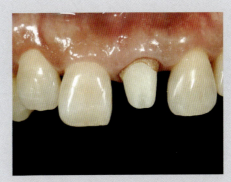
「かぶせ物」を作製するために，歯を削った状態

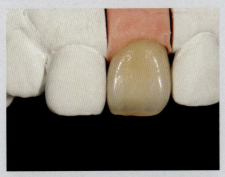
歯科技工士により作製された，セラミック製の「かぶせ物」

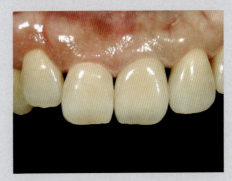
治療後

[症例2]

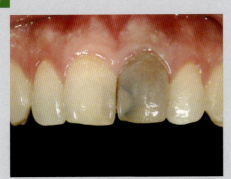
治療前．前歯が変色している状態

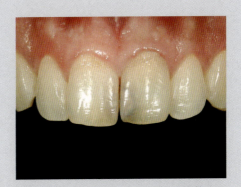
ホワイトニング治療により，色が改善した状態

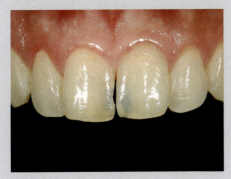
古い詰め物を外した状態

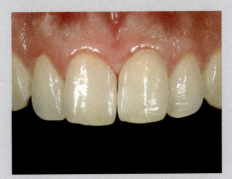
治療後

❺ どのくらいの期間使えるの？

メインテナンスの重要性

　人間の口の中には膨大な種類・量の細菌が存在し，また日々の咀嚼・就寝中の食いしばりや歯ぎしりなど，歯や修復物にとって大きな負担と破壊のリスクが常に付きまとっています．このような過酷な環境のなかで，歯と修復物とを維持管理するのは大変難しいことです．

　特にコンポジットレジン修復は，患者さんの口の中で直接的に歯の形を回復する方法ですから，ほかの方法に比べて清掃しやすい形に仕上げることは難しくなります．したがって，修復後にそれぞれの部位にあわせた清掃器具の選択や清掃方法の習得が必要となり，歯科医院でのプロフェッショナルケアとともに患者さん自身によるセルフケアが特に重要となるのです．

　[症例1] では，高齢の男性で上の奥歯が1本欠けていましたが，「ブリッジ」「インプラント」ではなく，短期的な治療ができる「ダイレクトブリッジ修復」を選択しました．修復後には，隣の歯と接続されたコンポジットレジンのブリッジ形態にあわせた専用の清掃器具を提案し，患者さんと協力して定期的なメインテナンスでのチェックを行っています．

[症例1]

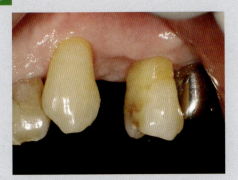
治療前．奥歯が1本欠損している状態

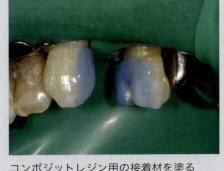
コンポジットレジン用の接着材を塗る

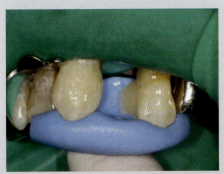
少しずつコンポジットレジンを詰める

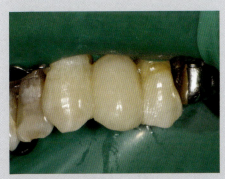
欠損した部分に歯の形を回復

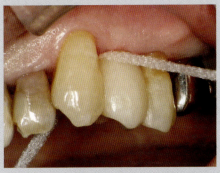
部位によって専用の清掃器具を自宅で使用できるように説明

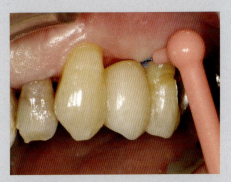
適切な歯間ブラシのサイズを選択して使用する必要がある

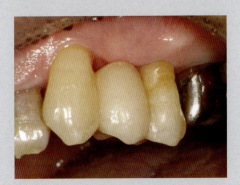
治療後

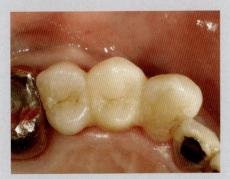
定期的なかみ合わせのチェックが必要

耐用期間と注意事項

　コンポジットレジン修復は健全な歯を温存することを一番の目標として行われる場合が多いので，歯の全体を金属やセラミックスで覆っているような強さはありません．したがって，健全な歯に部分的に接着させて一体化しているコンポジットレジン修復は，時間が経てば必ず継ぎ目が目立ってくる方法であると承知しておくことが大切です．

　この継ぎ目の部分の段差が，新しいむし歯やコンポジットレジンが欠ける原因になる可能性もありますので，歯科医院での定期的なメインテナンスでチェックを受け，必要であれば磨き直しや補修を受ける必要があります．

　ただ，万が一[症例1]のように修復した部位が破損しても，コンポジットレジンを追加して補修する治療のシステムがありますので，引き続き健全な歯を大事に温存した修復方法を継続することは可能です．

❺ どのくらいの期間使えるの？

[症例1]

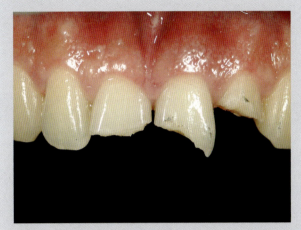

治療前．前歯が3本折れた状態

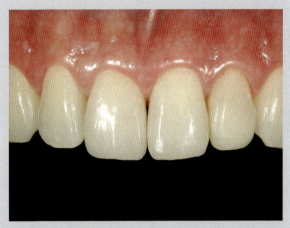

治療後

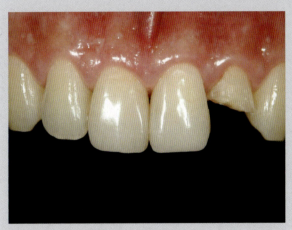

1回目のコンポジットレジン修復から2年後．転倒による打撲で，再度折れてしまった

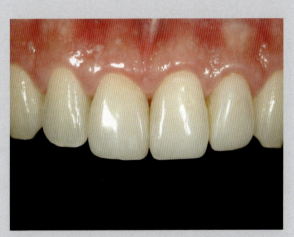

治療後．再度折れた部分のみ補修した状態

あとがき

　本書中に掲載された症例は，すべて田代歯科医院で行われた「コンポジットレジン修復」です．この新しい修復に関する各歯科医院での活用方法には，若干の違いがあるかもしれません．詳しくは各歯科医院の院長先生やスタッフの方に，お問い合わせください．

　本書を通じて「コンポジットレジン修復」に対する理解が広がり，皆さんのもつ歯科治療へのマイナスのイメージを，少しでも発想転換できればと考えております．

田代 浩史

【著者略歴】
田代 浩史
(たしろ ひろふみ)

1999年　東京医科歯科大学歯学部卒業
2003年　東京医科歯科大学大学院修了
2003年～　田代歯科医院（浜松市）
2007年～　東京医科歯科大学大学院非常勤講師
2013年～　DIRECT RESTORATION ACADEMY OF COMPOSITE RESIN 主宰
2015年～　福岡歯科大学非常勤講師

なるべく歯を削らないで治す
コンポジットレジン修復　　ISBN978-4-263-46137-2

2018年5月10日　第1版第1刷発行

著　者　田　代　浩　史
発行者　白　石　泰　夫
発行所　医歯薬出版株式会社

〒113-8612　東京都文京区本駒込1-7-10
TEL.（03）5395-7634（編集）・7630（販売）
FAX.（03）5395-7639（編集）・7633（販売）
https://www.ishiyaku.co.jp/
郵便振替番号　00190-5-13816

乱丁，落丁の際はお取り替えいたします　　印刷・三報社印刷／製本・皆川製本所
© Ishiyaku Publishers, Inc., 2018. Printed in Japan

本書の複製権・翻訳権・翻案権・上映権・譲渡権・貸与権・公衆送信権（送信可能化権を含む）・口述権は，医歯薬出版（株）が保有します．
本書を無断で複製する行為（コピー，スキャン，デジタルデータ化など）は，「私的使用のための複製」などの著作権法上の限られた例外を除き禁じられています．また私的使用に該当する場合であっても，請負業者等の第三者に依頼し上記の行為を行うことは違法となります．

JCOPY ＜（社）出版者著作権管理機構　委託出版物＞
本書をコピーやスキャン等により複製される場合は，そのつど事前に（社）出版者著作権管理機構（電話　03-3513-6969，FAX　03-3513-6979，e-mail: info@jcopy.or.jp）の許諾を得てください．